U0336609

中原历代中医药名家文库

中医名家珍稀典籍校注丛书

主编　许敬生

褚氏遗书 校注

〔南齐〕褚澄　撰

许敬生　马鸿祥　校注

河南科学技术出版社

·郑州·

图书在版编目（CIP）数据

《褚氏遗书》校注/（南齐）褚澄编；许敬生，马鸿祥校注.—郑州：河南科学技术出版社，2017.2（2023.2重印）
ISBN 978-7-5349-8474-7

Ⅰ.①褚…　Ⅱ.①褚…　②许…　③马…　Ⅲ.①中国医药学-中国-南齐　②《褚氏遗书》-注释　Ⅳ.①R2-52

中国版本图书馆CIP数据核字（2016）第308233号

出版发行：河南科学技术出版社
　　　　　地址：郑州市经五路66号　　邮编：450002
　　　　　电话：（0371）65788613　65788629
　　　　　网址：www.hnstp.cn
策划编辑：李喜婷　马艳茹
责任编辑：任燕利
责任校对：王晓红
封面设计：张　伟
版式设计：若　溪
责任印制：朱　飞
印　　刷：三河市同力彩印有限公司
经　　销：全国新华书店
幅面尺寸：185 mm×260 mm　　印张：4.5　　字数：60千字
版　　次：2023年2月第3次印刷
定　　价：98.00元

"中原历代中医药名家文库" 编委会

中原历代中医药名家文库（典籍部分）

主　　编　许敬生

副 主 编　冯明清　侯士良　卢丙辰　刘道清

学术秘书　马鸿祥

序

河南省地处中原， 是中华民族优秀文化发祥地， 从古及今， 中原大地诞生许多杰出之士， 他们的文化精神和伟大著作， 一直指引着中华民族科学文化的发展与进步。 老子、 庄子、 张衡、 许慎、 杜甫、 韩愈等伟大思想家、 科学家、 文字学家、 诗人、 文学家在中国文化史上， 做出伟大贡献。 诞生于南阳的医圣张仲景两千年来以其 《伤寒论》《金匮要略》 一直有效地指导着中医理论研究与临床实践。 中原确为人杰地灵之区。

河南省诞生许多著名中医学家， 留下大量优秀中医著作。 北宋淳化三年编成之 《太平圣惠方》 卷八收录 《伤寒论》， 为孙思邈所称 "江南诸师秘仲景要方不传" 残卷秘本， 可觇辗转传抄于六朝医师手中的 《伤寒论》 概貌。 《伤寒补亡论》 作者郭雍， 从父兼山学 《易》， 事载 《宋元学案·兼山学案》， 以治 《易》绪馀， 精究宋本 《伤寒》， 其书可补宋本方剂之不足、 条文之缺失， 可纠正 《伤寒卒病论》 "卒" 字之讹， 谓 "卒" 是 "杂" 字俗写而讹者， 郭书对研究考证宋本 《伤寒论》 甚为重要。 丛书所收诸家之作， 大多类此。

中医发展， 今逢盛世。 河南科学技术出版社高瞻远瞩， 不失时机地将河南省历代中医药名家著作精选底本， 聘请中医古代文献专家许敬生教授担任主编， 组织一批专家教授进行校勘注释予以出版，这对于继承和发展中医药事业具有重大意义。本书汇集之作，皆为中医临床及理论研究必读之书。读者试展读之，必知吾言之不谬。

振兴中医，从读书始。

北京中医药大学 钱超尘
2014 年 1 月 1 日

前　言

　　中原是华夏文明的主要发祥地，光辉灿烂的中原古代文明造就了丰富多彩的中医药文化。

　　中州自古多名医。在这块土地上，除了伟大的医圣张仲景之外，还产生了许多杰出的医学家。早在商代初期，就有商汤的宰相伊尹著《汤液》发明了汤剂。伊尹是有莘国（今河南开封县，一说是嵩县、伊川一带）人。早期的医方大家、晋朝的范汪是颍阳（今河南许昌）人，一说南阳顺阳（今河南内乡）人，他著有《范汪方》。较早的中医基础理论著作《褚氏遗书》的作者、南朝的褚澄是阳翟（今河南禹州）人。唐代的针灸和中药名家甄权是许州扶沟（今河南扶沟）人，寿103岁。唐代名医张文仲为高宗时御医，是治疗风病专家，曾著《疗风气诸方》，为洛州洛阳（今河南洛阳）人。对痨病（结核病）提出独到见解，著有《骨蒸病灸方》一卷的崔知悌是许州鄢陵（今河南鄢陵）人。中国现存最早的食疗专著《食疗本草》的作者，唐代的孟诜是汝州（今河南汝州）人。北宋著名的医方类书《太平圣惠方》的作者王怀隐是宋州睢阳（今河南商丘）人。宋代著名的儿科专家阎孝忠是许昌（今河南许昌）人，他为恩师编写《小儿药证直诀》一书，使儿科大师钱乙的学说得以传世。北宋仁宗时，"校正医书局"中整理古医书的高手有好几位河南人。如撰《嘉祐本草》

的掌禹锡为许州郾城（今河南漯河市郾城区）人，完成《重广补注黄帝内经素问》的孙兆、孙奇，均为卫州（今河南卫辉）人。北宋医家王贶是考城（今河南兰考）人，著有《全生指迷方》，《四库全书提要》评价说："此书于每证之前，非惟详其病状，且一一详其病源，无不辨其疑似，剖析微茫，亦可为诊家之枢要。"北宋末期的著名医家、《鸡峰备急方》（又称《鸡峰普济方》）的作者张锐是郑州（今河南郑州）人。南宋的伤寒大家，《伤寒补亡论》的作者郭雍是洛阳（今河南洛阳）人。南宋法医学家郑克是开封（今河南开封）人，他著的《折狱龟鉴》是与宋慈的《洗冤集录》齐名的一部法医著作。金元四大家之一，攻下派的代表金代张子和是睢州考城（今河南兰考县，一说民权县）人。元代名医滑寿祖籍是襄城（今河南襄城县）人，他著有《读素问钞》《难经本义》，对《黄帝内经》和《难经》的研究做出了巨大贡献；他著的《诊家枢要》和《十四经发挥》分别是诊断学专著和针灸专著，均在中医发展史上占有光辉的一页。明太祖朱元璋的五皇子朱橚，就藩在开封，为周定王，他著的《救荒本草》，以河南的灾荒为背景写成，开创了对野生可食植物的研究，对后世产生了深远影响。著名的医史专家、明代的李濂是祥符（今河南开封）人，他的《医史》十卷，是我国首次以"医史"命名的医学史专著，书中为张仲景、王叔和、王冰等人补写了传记。清代名医，《嵩崖尊生全书》的作者景日昣，是登封（今河南登封）人。清代温病学家的北方代表人物、《寒温条辨》的作者杨栗山是中州夏邑（今河南夏邑）人。清代著名的植物学家吴其濬，是河南固始县人，他撰写的《植物名实图考》和《植物名实图考长编》，不仅是植物学的名著，也是继《本草纲目》后最重要的本草类著作，对世界医学曾产生过重要影响。还有很多很多，不再一一列举。据不完全统计，史传和地方志中有籍可考的河南古代医家多达 1000 余人。《周易·系辞上》曰："子曰：'书不尽言，言不尽意'。" 这些著名的医家，犹如璀璨的群星，照亮了中医学发展的历史道路。

粤稽往古，从火祖燧人氏点燃华夏文明之火，改变了先民的食性，到酒圣杜康发明酿酒，促进了医药的发展；从殷墟甲骨文到许慎的《说文解字》，作为中医药文化载体的汉字，其发展过程中的主要阶段得以确立和规范；从伏羲制九针、岐黄论医道，创立岐黄之学，到伊尹著《汤液》，创中医汤剂；从道圣老子尚修身养性、庄子倡导引养生，到医圣仲景论六经辨证而创经方，确立辨证论治法则，成为中医学术的核心思想和诊疗模式，中医的经典著作《黄帝内经》《伤寒杂病论》《神农本草经》等纷纷问世；从佛教于汉代传入中国，直到禅宗祖庭少林寺融禅、武、医于一体而形成的禅医文化，这一切均发生在中原大地。

寻根溯源，我们深深感到是光辉灿烂的中原文明，孕育了中华瑰宝——中医药文化。经过几千年的历史积淀，中医药文化在中原文明的沃土中生根开花、发展壮大，并从儒、道、释及华夏文明的多个领域中汲取精华和营养，逐渐在九州大地兴旺发达，一直传到五洲四海，为华夏文明增添了绚丽的色彩，为人类的健康做出了杰出的贡献。作为后人，作为中医药文化的传承者，不能忘记，这是我们的历史，这是我们的根脉。

中原古代医药名家留下的宝贵著作，积淀了数以千年的中医精华，养育了难以计数的杏林英才。实践证明，中医的成才之路，除了师承和临证以外，读书是最基本的路径。

为了保护和传承这笔宝贵的文化财富，让广大读者顺利阅读这些古籍，并进一步深入研究中原医学，我们组织了一批中医专家和从事中医文献研究的专家，整理编写了这套《中原历代中医药名家文库·典籍部分》。计划出版40余部，首批校注出版19部，随后陆续整理出版。此套丛书，均采用校注的形式，用简化字和现代标点编排，每本书前都有对该书基本内容和学术思想的介绍及校注说明，在正文中随文出校语，做注释，注文力求简明扼要，以便读者阅读。

对中医古籍的整理研究，既是对中医学术的继承，又是对中医学术的发展；既是对前人经验的总结，又是对后人运用的启示；既可丰富基础理论，又可指导临床实践。其意义深远，不可等闲视之。为了"振兴中医"和实现"中原崛起"这伟大的历史使命，我们这些生于斯、长于斯的中原中医学子，愿意尽一点绵薄之力。当然，由于水平所限，难免会出现一些缺点和错误，恳请学界同道和广大读者批评，以便我们及时修正。

此套丛书得以付梓，要诚挚感谢河南科学技术出版社的汪林中社长、李喜婷总编、马艳茹副总编等领导和医药卫生分社的同志们，是他们的远见卓识和辛勤劳作玉成了此事。承蒙著名中医文献专家、北京中医药大学钱超尘教授在百忙中为本套丛书作序，深表谢意。时值辞旧迎新之际，祝愿我们的中医事业永远兴旺发达。

许敬生

2014 年 1 月 5 日

于河南中医学院金水河畔问学斋

原书作者及书籍内容和学术价值简介

一、 作者生平

褚澄（公元 5 世纪） 字彦道， 阳翟（今河南省禹州市）人， 出生时间不详， 卒于南朝齐永明元年（483 年）。 褚家世居高官， 联姻宗室。 其祖父褚秀之、 父亲褚湛之及其本人均系高官。 其父为南朝齐尚书左仆射， 其生母为南朝宋武帝刘裕第五女吴郡公主。 褚澄娶南朝宋文帝刘义隆女庐江公主， 拜驸马都尉。 于南朝齐建元（479—480 年） 中拜为吴郡（今江苏省苏州市）太守， 后官至左民尚书， 再后任侍中、 领右军将军。 历官清显，以勤谨见知。 其女为东昏皇后。 褚澄死后追赠金紫光禄大夫。 据《南齐书·褚澄传》 载， 褚澄医术高明， 善诊病， 博好医方，精岐黄术。 有人赞誉他："望色辨证， 投剂如神， 与卢扁、 华佗比肩。" 凡病者均不分贵贱， 皆先审其荣悴、 乡壤、 风俗、精神苦乐、 方土所宜、 气血强弱等， 然后命药， 故治病多效。褚澄著有《杂药方七录》 二十卷及《褚氏遗书》（以下简称《遗书》）， 前者散佚； 后者系唐代人整理而成， 并于宋嘉泰年间刊行。

二、 本书内容及其学术成就

《遗书》是继《黄帝内经》（以下简称《内经》）《难经》之后较早的一部基础理论著作，也是我国最早的石刻医学论著，该书始著录于《宋史·艺文志》。根据后唐清泰二年（935 年）萧渊序所记载，《遗书》是在唐末黄巢起义时发现的石刻碑文。此书共十篇，分述受形、本气、平脉、津润、分体、精血、除疾、审微、辨书、问子，总计两千六百二十字。内容丰富，具有真知灼见。其要旨阐发人身气血阴阳的奥义。后世有疑此书为宋人伪托者，如《四库全书总目提要》疑是"宋时精医理者所著，而伪托澄以传"，评论说"其书于《灵枢》《素问》之理颇有发明"，在许多方面"发前人所未发""尤千古之龟鉴"。此书内容后世医家常采用。

1. 对《内经》《难经》多有发挥　汉代以后中医的论著，都是在《内经》《难经》基础上的发展，《遗书》也不例外。《遗书》的内容和观点对《内经》《难经》多有发挥，颇有独到之处。如《内经》《难经》中对阴阳二气的起止部位及运行途径叙述得有些笼统，而《遗书》中讲得很具体。《遗书》详细论述了阴阳之气的发生时间、部位和循行路线。如《本气》篇说："天地之气，周于一年；人身之气，周于一日。"并且用一日中不同时辰来说明阴阳之气的循行情况："人身阳气，以子中自左足而上，循左股、左手指、左臂、左脑，横过右脑、右肩、右臂手指、胁、足，则又子中矣；阴气以午中自右手心通右臂、右肩，横过左肩、左臂、左胁、左足、外肾、右足、右胁，则又午中矣。"《灵枢·营卫生会》篇有依太阳运行周天度数把营卫之气分为昼夜各行阴阳二十五度的论述，但尚没有明确阴阳之气的发生时间、部位、循行路线，历代医籍也未见记载。

《内经》《难经》对于脉诊已有全面论述，尤其是《难经》"独取寸口"的主张，是我国脉学的一大进步。不过，两手寸关尺的脏腑定位，以五行生克为顺序，乃《遗书》所首倡。如《平脉》篇云："男子阳顺，自下生上，故极下之地，右手之尺为受命之根本。如天地未分，元气浑沌也。既受命矣，万物从土而出，惟脾为先，故尺上之关为脾；脾土生金，故关上之寸为肺；肺金生水，故自右手之寸，越左手之尺为肾；肾水生木，故左手尺上关为肝；肝木生火，故关上之寸为心。女子阴逆，自上生下，故极上之地，左手之寸为受命之根本。既受命矣，万物从土而出，惟脾为先，故左手寸下之关为脾；脾土生金，故关下之尺为肺；肺金生水，故左手之尺，越右手之寸为肾；肾水生木，故右手寸下之关为肝；肝木生火，故关下之尺为心。"意思是，男子属阳，脉顺生，从下而上脉随五行相生，因此，右手的尺脉是最下部的脉，是诊候命门的部位，就像天地没有形成之前大气是一派模糊的景象一样。生命形成以后，各种物质从土中生出，脾属土，生发在前，因此，尺部上面的关脉应脾。脾土生金，因此，关上的寸脉应肺。肺金生水，因此，右手的寸脉和左手的尺脉相联系，左手的尺脉应肾。肾水生木，因此，左手尺上的关脉应肝。肝木生火，因此，关上的寸脉应心。女子属阴，脉逆生，从上而下脉随五行相生。因此，左手的寸脉是最上方的部位，是诊候命门的部位。生命形成以后，各种物质从土中生出。脾属土，生发在前，因此，左手寸下的关脉应脾。脾土生金，因此，关下的尺脉应肺。肺金生水，因此，左手的尺脉和右手的寸脉相联系，右手的寸脉应肾。肾水生木，因此，右手寸下的关脉应肝。

肝木生火，因此，关下的尺脉应心。

这种"男子阳顺，自下生上""女子阴逆，自上生下"的观点，承袭《内经》《难经》中"脉有逆顺，男女有恒"的理论，并参合男女、左右、上下、升降等相互对立的阴阳概念。但是，褚澄说的"逆""顺"概念又不同于《内经》《难经》。《内经》《难经》是以男女脉象的不同方面相比较而论逆顺的，如"男子尺脉恒弱，女子尺脉恒盛为顺"，反之"男得女脉，女得男脉"为逆。而褚澄所言逆顺是指男女寸口脉位的划分不同，即男子阳顺，脉位自下而上依次为尺脉、关脉、寸脉；女子阴逆，脉位自上而下，依次为寸脉、关脉、尺脉。这种观点既不同于《内经》《难经》，也未见载于其他医籍，有待进一步研究。

2. 尊古而不泥古　褚澄对《内经》等前人的著述有一个辩证的认识，主张一方面学习古代的医学理论，并用以指导临证实践；另一方面又不拘泥古人之说，主张可通过努力，积累经验，胜过古人。正如《辨书》篇所说："师友良医，因言而识变，观省旧典，假筌以求鱼，博涉知病，多诊识脉，屡用达药，则何愧于古人！"意思是，把良医作为老师和朋友，学习他们的方法，知常达变；认真阅读研究古代的医学典籍，如同凭借捕鱼工具而求鱼；博览群书而知病理，多次诊察而知脉象，屡屡妙用而通达药理。那么有何愧于古人呢？充分揭示了褚氏尊古而不泥古的思想。

褚澄对"五运六气"之说曾明确提出了疑问，他在《辨书》篇中说："天地五行，寒暑风雨，仓卒而变，人婴所气，疾作于身。气难预期，故疾难预定；气非人为，故疾难人测。推验多舛，拯救易误。"认为天地之气、五行运化、寒暑风雨等六气有了突然变化，就成为六淫邪气。人们感受了这种不正之气，就会发生疾病。这种非常之气的变化是难以预料的，因此疾病也难以预先测定。非常之气的变化不是人为的，因此而发生的疾病也不是人所能够测知的。推测验证五运六气理论，有不少错误的东西，按这种理论去给人治病，也容易出现差错。这一观点颇有见地，值得今人借鉴。

3. 辨证用药，审慎周详　《遗书》篇幅虽短，然而言简意赅，有关辨证用药的部分，论述得十分周详。褚澄在《除疾》篇中强调"除疾之道"，要"极其候证，询其嗜好，察致疾之由来，观时人之所患"，且"穷其病之始终"。而在《审微》篇中他又强调，对于"疾有误凉而得冷，证有似是而实非"的复杂情况，更应审之慎微，不然，会"差之毫厘，损其寿命"。简而言之，辨证要力求准确。

对于用药，他在《除疾》篇中深有体会地说："用药如用兵，用医如用将。善用兵者，徒有车之功；善用药者，姜有桂之效。知其才智，以军付之，用将之道也；知其方伎，以生付之，用医之道也。世无难治之疾，有不善治之医；药无难代之品，有不善代之人。民中绝命，断可识矣！"这一观点，更多地被后世引用，已经成了比喻中医治病用药的警句。清代名医徐大椿在《医学源流论》一书中，专门写了一篇《用药如用兵论》，以用兵喻用药，以战术喻医术，详细论述了其中的道理。

4. 内容丰富，多有创见　《遗书》是继《内经》《难经》之后，《诸病源候论》（隋代巢元方等编著）以前的一部基础理论著作，内容比较丰富。其中《受形》篇主要讨论了胎儿的形成与生长发育；《本气》篇叙述了人体与阴阳二气的关系；《平脉》篇介绍了两手寸、关、尺三部诊脉的方法；《津润》篇阐述了津液对维护人体健康的重要作用；《分体》 篇着重讲了五官与四肢的保养；《精血》 篇讨论了男女两性各自的生理特点；《除疾》 篇叙述了用药治病的方法， 并有"用药如用兵， 用医如用将" 的论述；《审微》篇说明如何区别互相疑似的病证；《辨书》 篇强调医者既要认真读书， 又要勇于实践， 进而指出"博涉知病， 多诊识脉， 屡用达药"；《问子》 篇着重指出早婚多欲不利于子嗣， 因而主张晚婚节欲。

在我国医学史上，《遗书》 最早提出了关于男女胚胎形成的理论。《受形》 篇说："男女之合， 二情交畅， 阴血先至， 阳精后冲， 血开裹精， 精入为骨， 而男形成矣；阳精先入， 阴血后参， 精开裹血， 血入居本， 而女形成矣。" 这种理论虽然源于《易经》， 而见诸医籍者当首推此。 本篇中还提出了由于"阴阳均至" 形成"非男非女之身" 的理论， 这不仅在我国医学史上是最早的， 而且在世界医学史上也是最早的。 本篇中还指出："阳气聚面， 故男子面重， 溺死者必伏；阴气聚背， 故女子背重， 溺死者必仰。 走兽溺死者， 伏仰皆然。" 对此， 后世多有引用， 而溺死尸体男伏女仰， 历来被认为是普遍性的尸体现象。 南宋著名法医学家宋慈在《洗冤集录》 中， 将此状列为法医验尸的依据之一。

《津润》 篇还说："咳血……饮溲溺则百不一死。" 这是医籍中用小便治疗肺结核咯血的最早记载。 现代《中国动物药》 一书也肯定了小便有"治肺结核咯血" 的作用。

其他如辨证施治， 提倡晚婚， 对人类遗传现象的认识， 关于预防传染病的论述， 以及提出的不同于一般的以寸、 关、 尺三部划分五脏的方法都是十分精湛的， 对后世医家产生了很大的影响。

5.《遗书》 影响深远， 为后世医家所重视　由于《遗书》 具有很高的学术价值，因此为历代医家所重视，如《备急千金要方》《女科百问》《伤寒九十论》《养身纂要》《妇人良方》《丹溪心法》《续医说》《证治准绳》《景岳全书》《本草纲目》《万氏妇人科》《广嗣纪要》《慎柔五书》《折肱漫录》《友渔斋医话》《医宗金鉴》等书都有引述。我们不妨引录几段：

在论述生男生女之理时，李时珍引证说：齐司徒①褚澄言"血先至裹精则生男，精先至裹血则生女。阴阳均至，非男非女之身；精血散分，骈胎品胎之兆"。《道藏经》言"月水止后一、三、五日成男，二、四、六日成女"。东垣李杲言"血海始净一、二日成男，三、四、五日成女"。《圣济经》言"因气而左动，阳资之则成男；因气而右动，阴资之则成女"。丹溪朱震亨乃非褚氏而是东垣，主《圣济》左右之说而立论，归于子宫左右之系。诸说可谓悉矣。时珍窃谓褚氏未可非也，东垣未尽是也。盖褚氏以精血之先后言，《道藏》以日数之奇偶言，东垣以女血之盈亏言，《圣济》、丹溪以子宫之左右言，各执一见，会而观之，理自得矣。（明·李时珍《本草纲目·人部》）

对此，王肯堂引述说：程鸣谦云"褚氏言男女交合，阴血先至，阳精后冲而男形成，阳精先入，阴血后参而女形成，信斯言也。……若男女之辨，又不以精血先后为拘，不以经尽几日为拘，不以夜半前后交感为拘，不以父强母弱、母强父弱为拘，只以精血各由百脉之齐到者别胜负耳。是故精之百脉齐到有以胜乎血则成男矣，血之百脉齐到有以胜乎精则成女矣。"（明·王肯堂《证治准绳》）

在论述男女交合之道时，万全引述说：褚氏曰"女子血未行而强合以动其血，则他日有难名之疾。故女未及二七天癸之期，而男子强与之合，或于月事适未断之时，而男子纵欲不已，冲任内

伤，血海不固。由斯二者，为崩、为漏，有一月再行、不及期而行者矣。"（明·万全《万氏妇人科·调经章》）

《医宗金鉴·妇科心法要诀》中"分男女论""双胎品胎"等节，均曾引述《受形》篇的相关内容。

在论述溲尿可以治病时，黄凯钧引述《津润》篇说：真痨病之吐血，南朝齐褚澄曰"饮溲溺百不一死。"夫溲溺能清脏腑虚热，兼降浮火。痨病吐血，实由于此，最为切要。然有法焉，俗谓之还元汤，乃服自便之溺，宜不食腥秽之物食，味略淡，晚餐白粥。如是几日后，五更或清晨，解时去头末，取中一碗服之。更能散心远色戒性，虽沉疴宿疾，不数日可痊。（清·黄凯钧《友渔斋医话·吐血》）

不仅如此，《遗书》在日本亦颇有影响。日本延宝元年（1673年），《遗书》（明·胡文焕校本）已传到日本。当时，吉田四郎进行了翻刻，并收入《内阁文库图书》中。时隔六年，又重印收入《杏雨书屋图书》及《续中国医学书目》中，并且还有手抄本。《遗书》也同样受到了日本朴学家、医学家们的重视，冈西为人的《宋以前医籍考》和丹波元胤的《中国医籍考》都做了收录。

三、校注说明

目前能见到的《遗书》的版本有多种。因该书时代久远，流传曲折，据《中医古籍总目》载，现存版本以明万历年间本为最早。故本次校注以明万历（1573—1619年）年间复刻正德本（简称"万历本"）为底本，以日本延宝元年癸丑（1673年）京都吉田四郎右门卫刻本（简称"日本延宝本"）为主校本。参校本有明陈太史订《广百川学海》本（简称"广百川本"）、《四库全书》文渊阁本（简称"四库全书本"）、清光绪十七年（1891 年）广州儒雅堂《六醴斋医书》本（简称"儒雅堂本"）、民国十四年（1925 年）上海千顷堂《六醴斋医书》石印本（简称"千顷堂本"）、《五朝小说大观》本（简称"大观本"）等。

本书校注方法如下：

（1）原书为繁体竖排，今用简体横排，并采用现代标点符号。

（2）原书异体字、通假字、古字、避讳字，或前后用字不一者，一般予以训释，版蚀湮灭之处，据校本补出。

（3）底本与校本不一致、错讹、脱漏、衍文、倒文者，一般不在原文中改正，而是出校记说明。无法确定者则存疑。

（4）对文中一些疑难字词，简略注释，一般不出书证；采用汉语拼音和直音字相结合的方法注音。

校注者

2013 年 2 月

【校注】

① 据《南齐书》，褚澄并未做过司徒。

萧渊序①

黄巢造变②，从乱③群盗，发④人冢墓，掘取金宝。 遇大穴焉，方丈⑤余，中环⑥石，十有八片，形制如椁⑦，其盖六⑧石，题曰："有齐褚澄所归。"启盖棺，骨已蛇蚁⑨，所穴环石内向，文本晓然。 盗疑兵书，移置穴外，视之弃去⑩。 先人⑪偶见，读彻，嘱乡邻慎护。 明年，具舟载归，欲送官以广其传，遭时⑫兵革不息，先人亦不幸。 遗命：异物终当化去，神书理难久藏，其以褚石⑬为吾棺椁之实，隐则骸骨⑭全，褚石或兴，吾名亦显。渊募能者调墨，治刻百本散之。 馀⑮遵遗戒。 先人讳广，字叔常。

清泰二年⑯五月十九日古扬⑰萧渊序⑱

【校注】

① 萧渊序：存于万历本作"褚氏遗书序"，日本延宝本、儒雅堂本、千顷堂本原名均作"褚氏遗书原叙"，四库全书本无标题。

② 造变：即造反，此指黄巢起义。

③ 从乱：参与叛乱。

④ 发：开挖，发掘。

⑤ 方丈：一丈见方。

⑥ 中环：中间环形摆放。

⑦ 形制如椁：形式构造像棺椁。 椁，同"椁"。

⑧ 六：四库全书本作"穴"，当是。

⑨ 蛇蚁：谓蛇蚁啃啮。

⑩ 弃去：千顷堂本、儒雅堂本均作"弃之去"。

⑪ 先人：指本序作者萧渊的父亲萧广。

⑫ 遭时：遭逢其时。

⑬ 其以褚石：希望用褚澄的墓石。 其，希望。

⑭ 骸骨：日本延宝本作"骸"。

⑮ 馀：疑是"余"之误，日本延宝本作"余"，当是。

⑯ 清泰二年：公元935年。 清泰，后唐末帝李从珂的年号。

⑰ 古扬：古扬州。 四库全书本、千顷堂本、儒雅堂本均作"古杨"，误。

⑱ 序：千顷堂本、儒雅堂本均作"叙"，义同。

释义堪序①

靖康②初，金人犯顺③，群盗乘间，在处有之。去杨城④北三十五⑤里陈源桥，有萧家世居其门⑥，盖贫不能自振矣，守一冢甚勤，曰："吾十二世祖葬父于此，吾家冢凡数百，世世惟守此耳。"盗疑其起家者富而厚葬，日夕窥之。二家因语人曰："吾十二世祖葬其父明经⑦广叔常⑧，用石刻秘经为椁，从治⑨遗命也，已而⑩不忍其柩有将发之兆，遂敕⑪子孙世守之耳。"窥者仍故⑫，二家因会乡人启视之，漆棺如⑬新，刻石十有九片。其一盖萧渊序⑭也，乃移柩葬居侧，而举石于门外。有告萧得埋宝者，遂纳石于今⑮。予时持钵将为南嶽⑯之遊，过萧门结葬缘，适见其事，谩⑰录诸策，以俟能者。

二年结制⑱前五日卫国释义堪⑲书

【校注】

① 释义堪序：存于万历本作"序"，日本延宝本、儒雅堂本、千顷堂本原名均作"褚氏遗书原叙"，四库全书本无标题。

② 靖康：北宋皇帝钦宗赵桓的年号（公元 1126—1127 年）。

③ 金人犯顺：四库全书本作"今人入境"，千顷堂本、儒雅堂本均作"四方多事"。

④ 去：距离。 杨城：四库全书本作"扬城"，当是。

⑤ 三十五里：千顷堂本、儒雅堂本均作"三十里"。

⑥ 世居其门：千顷堂本作"世居于其间"，他本均作"世居其间"，当是。

⑦ 明经：汉代出现的选举官员的科目，始于汉武帝时期，至宋神宗时期废除，清代用作贡生的别称，被推举者须明习经学，故以"明经"为名。

⑧ 广叔常：指萧广，字叔常。

⑨ 治：谓头脑清醒，身体正常。

⑩ 已而：后来，不久。

⑪ 敕：日本延宝本、千顷堂本、儒雅堂本均作" "。 ，"敕"的异体字，意为命令。

⑫ 仍故：仍旧，依然。

⑬ 如：儒雅堂本作"知"，误。

⑭ 序：千顷堂本作"叙"，义同。

⑮ 今：千顷堂本作"官"，据萧渊序当是。

⑯ 南 ：南岳衡山，我国五岳之一。 ，"岳"的异体字。

⑰ 谩：千顷堂本作"漫"，随意。

⑱ 二年结制：二年，指靖康二年。结制，即结夏。佛教僧尼自农历四月十五日起静居寺院九十日，不出门行动，谓之"结夏"，又称"结制"。宋代吴自牧《梦粱录·僧寺结制》："四月十五日结制，谓之'结夏'。盖天下寺院僧尼庵舍设斋供僧，自此僧人安居禅教律寺院，不敢起单云游。"明代谢肇 《五杂俎·天部二》："四月十五日，天下僧尼就禅刹搭挂，谓之'结夏'，又谓之'结制'。"清代褚人获《坚瓠续集·僧尼结夏》："四月十五日，天下僧尼就禅刹挂褡，谓之结夏，又谓结制。盖夏乃长养之节，在外行恐伤昆虫草木，故九十日安居。"

⑲ 卫国：古国名。先后建都于今河南淇县、滑县、濮阳等地。释义堪：僧人义堪。

秦民悦序^①

　　齐褚澄彦道^②遗书一表，才二千六百二十言，发挥^③人身中造化之秘，明白要约^④，殆无余蕴。盖沉酣于《内经》《素问》《灵枢》之旨者也，其司马季主^⑤、扁鹊、仓公之流乎！彦道在当时，连姻^⑥宗室，富贵鲜俪，而能造诣如此，则超出尘表^⑦之姿，又可想见之也。方虚谷^⑧选诗，谓孙思邈《千金方》三十六卷，每卷藏一千方，在人自求之耳。予观此书，亦寓思邈之意，渊乎微哉^⑨！今幸有吾郡贤太守西充马公，汝砺翻刻传布，叙其出处，显晦^⑩甚详，奚俟予之置喙^⑪邪！但若临席啖脔^⑫，使人自不忍下咽。遂借^⑬引数语于篇首，亦珍爱之癖云。

　　正德元年^⑭岁在丙寅清明日，资政大夫南京户部尚书舒城^⑮秦民悦邦约^⑯书。

【校注】

① 秦民悦序：存于万历本、日本延宝本。

② 彦道：褚澄字。日本延宝本作"彦通"，误。

③ 发挥：把意思或道理充分表达出来。

④ 要约：简要。 同义词复用。

⑤ 其：岂止是。 司马季主：西汉善占卜者。《史记·日者列传》载：司马季主者，楚人也，卜于长安东市。 宋忠为中大夫，贾谊为博士，同日俱出洗沐，相从论议，诵《易》先王圣人之道术，究遍人情，相视而叹。 贾谊曰："吾闻古之圣人，不居朝廷，必在卜医之中。 今吾已见三公九卿朝士大夫，皆可知矣。 试之卜数中以观采。"二人俱同舆而之市，游于卜筮中。

⑥ 媏（yīn 因）："姻"的异体字。

⑦ 尘表：凡尘表象。

⑧ 方虚谷：指宋末元初诗人方回，虚谷是方回的号。 方回曾编《瀛奎律髓》四十九卷。 该书专选唐宋五言、七言律诗，共选诗人 385 家，诗 3 014 首，以大家为主，统筹各种流派，比较全面地反映了唐宋七百年间诗歌创作和律诗流变的轮廓，又对所选之诗及各种流派做了精要细致的分析评点。 此书对后世影响甚大，后世曾以《唐宋诗三千首——瀛奎律髓》之书名流传。

⑨ 渊乎微哉：深奥精妙啊。

⑩ 显晦：明与暗，此偏指明。

⑪ 俟：等待。 置喙：插嘴。 喙，本指鸟喙，此借指人的嘴。

⑫ 啖脔（luán 鸾）：吃肉。

⑬ 僭：冒昧，越分。

⑭ 正德元年：公元 1506 年。 正德，明武宗朱厚照年号。

⑮ 舒城：舒城县，位于安徽省中部偏西、大别山东麓。 西周时期属舒国，分立舒鲍、舒龙等国，史称群舒国。 汉高祖四年（公元前 203 年）置舒县，翌年改名龙舒县。 唐开元二十三年（公元 735 年）设舒城县沿用至今。

⑯ 秦民悦邦约：姓秦，名民悦，字邦约。 明代天顺初进士，官至南京吏部尚书。

目　录

受　形①

　　男女之合②，二情交畅③，阴血④先至，阳精后冲，血开⑤裹精，精入为骨，而男形成矣；阳精先入，阴血后参，精开裹血，血入⑥居本，而女形成矣。 阳气聚面⑦，故男子面重，溺死者必伏；阴气聚背，故女子背重，溺死者必仰。 走兽溺死者，伏仰皆然⑧。 阴阳⑨均至，非男非女之身⑩；精血散分，骈胎、品胎⑪之兆⑫。 父少母老，产女必赢⑬；母壮父衰，生男必弱。 古之良工⑭，首⑮察乎此。补赢女先养血壮脾，补弱男则壮脾节色⑯；赢女宜及时而嫁，弱男宜待壮而昏⑰。 此疾外所务之本，不可不察也。

【校注】

① 本篇论述男胎、女胎、非男非女之身、双胞胎、三胞胎形成的不同条件，提出先天弱男、赢女的形成原因和 "补赢女先养血壮脾，补弱男则壮脾节色" 的大法，是对《内经》"虚者补之" 理论的进一步发挥和完善。 尤其是壮脾节色以补弱男之论，熔治、防于一炉，对临床有着重要的指导意义。 至于 "赢女宜及时而嫁" 的观点，说明作者注意到了室女的情志与健康的密切关系；"弱男宜待壮而婚"，则与现代优生学的认识一致。

② 合：媾合，性交。

③ 畅：通之义。 儒雅堂本、千顷堂本、大观本均作"和"，可参。

④ 阴血：这里指阴精，即女子的生殖之精。《景岳全书》认为："即或以血字改为精字，曰阴精先至，似无不可然。"

⑤ 开：张开。

⑥ 入：儒雅堂本、千顷堂本均作"实"。

⑦ 面：儒雅堂本作"而"，误。

⑧ 伏仰皆然：谓（溺死的）雄兽伏雌兽仰，都是这个道理。 伏仰，儒雅堂本、千顷堂本均脱此二字。

褚澄的这段话旨在说明，男子阳气聚于面，所以面部分量重，溺死者必定脸朝下；女子阴气聚于背，所以背部分量重，溺死者必定面朝天。 而溺死尸体男伏女仰，历来被认为是普遍性的尸体现象。 南宋时，著名法医学家宋慈在《洗冤集录·卷三·溺死》中说"若生前溺水尸首，男仆卧，女仰卧"，并将此状列为法医验尸的依据之一。 而元代王与在其所撰《无冤录》中，做了"溺死尸首男仆女仰"的专节论述。 为了对这一现象做出理论解释，他引用的仍然是《褚氏遗书》上述这段话，并强调说"古今所传，焉可诬也？"认为此说古今所传，确凿无疑，不会欺骗。 因此，这一现象有待进一步研究。

⑨ 阴阳：指阴血阳精。

⑩ 非男非女之身：指具有男女两种生殖器官的"畸形人"。

⑪ 骈胎：双胞胎。 品胎：三胞胎。

⑫ 兆：儒雅堂本、千顷堂本均作"气"，可参。

⑬ 羸（léi 雷）：瘦弱。

⑭ 良工：高明的医生。

⑮ 首：儒雅堂本、千顷堂本均作"必"，可参。

⑯ 节色：节制色欲。

⑰ 昏：同"婚"，四库全书本作"婚"。

本 气^①

　　天地之气，周于一年，人身之气，周于一日。

　　人身阳气，以子中^②自左足而上，循左股、左手指、左肩^③、左脑，横过右脑、右肩、右臂手指、胁、足，则又^④子中矣；阴气以午中^⑤自右手心通右臂、右肩^⑥，横过左肩、左臂、左胁、左足、外肾^⑦、右足、右胁，则又^⑧午中矣。　阳气所历，充满周流，阴气上不过脑，下遗^⑨指趾，二气之行，昼夜不息，中外必徧^⑩。一为痰积壅塞，则疢疾^⑪生焉，疾证医候^⑫，统纪浩繁^⑬，详其本源，痰积虚^⑭耳，或痰聚上，或积留中，遏气之流，艰于流转，则上气逆上，下气郁下，脏腑失常，形骸^⑮受害。　暨^⑯乎！气本衰弱，运转艰迟，或有不周，血亦偏滞；风湿寒暑，乘间袭之。　所生痰疾，与痰积^⑰同。

　　凡人之生，热而汗，产^⑱而易，二便顺利，则气之通也^⑲。　阳虚不能运阴气，无阴气以清^⑳其阳，则阳独治，而为热；阴虚不能运阳气，无阳气以和其阴，则阴独治，而为厥^㉑。　脾以养气，肺以通气^㉒，肾以泄气^㉓，心以役气^㉔。　凡脏有五，肝独不与^㉕，在时为春，在常^㉖为仁，不养不通，不泄不役^㉗，而气常生。　心虚则气入而为荡^㉘，肺虚则气入而为喘，肝虚则气入而目昏，肾虚则气入而腰疼。　四虚气入，脾独不与，受食不化，气将日^㉙微。　安能有馀以入其虚？ 乌乎^㉚！ 兹^㉛谓气之名理与^㉜！

————————

【校注】

① 本气，即根本之气。 本篇认为阴阳之气是人体生命的根本之气，明确提出了阴阳之气不同于营卫之气的生发时间、发生部位、循行路线，并把阴阳之气与五脏虚实结合起来论述，认为五脏虚证有本脏自虚，有他脏累及，但总不外乎阴阳之气的虚衰。 这种认识秉《内经》之旨，却有发挥。 后世李东垣《医学发明》中关于"病分昼夜气血衰旺论"、赵献可《医贯·阴阳论》"按十二时分五脏之阴阳，医者全凭此以明得病之根源，而施治之方术"的见解，无不与此相关。

② 子中：夜半，相当于夜里十二点。 古代用十二地支计时，一昼夜分为十二个时辰，子时即夜里十一点至一点。 中，中间，一半。

③ 肩：儒雅堂本、千顷堂本作"臂"。

④ 又：儒雅堂本、千顷堂本作"又入"。

⑤ 午中：日中，相当于中午十二点。

⑥ 右臂、右肩：儒雅堂本、千顷堂本均作"右肩、右臂"，误。

⑦ 外肾：旧时称睾丸为外肾。

⑧ 又：儒雅堂本、千顷堂本作"又入"。

⑨ 遗（wèi 为）：送到，输送到。

⑩ 中外必徧：阴阳之气必遍布全身内外。 中外，指阴阳之气昼行于外，夜行于中。 徧，"遍"的异体字。

⑪ 疢（chèn 趁）疾：儒雅堂本、千顷堂本作"疢"。 日本延宝本作"痰疾"，误。 疢，热病，一般通指疾病。

⑫ 疾证：指疾病的证候。 医候：医生所见到的病人的表现。

⑬ 统纪浩繁：头绪多杂。 统、纪，本都是指丝的头绪，这里指"疾证医候"不易掌握。

⑭ 虚：此指疾病。

⑮ 形骸：人的形体。

⑯ 暨：到，至。

⑰ 痰积：疾病名称，指因痰阻气滞，湿浊凝聚于胸膈间所引起的胸膈痞满隐痛、痰唾多黏、头晕目眩、腹中有硬块等症状。

⑱ 产：儒雅堂本、千顷堂本作"泄"，义胜。

⑲ 也：儒雅堂本、千顷堂本脱。

⑳ 清：儒雅堂本、千顷堂本作"濡"，义胜。

㉑ 厥：手足逆冷之证。《伤寒论》："凡厥者，阴阳之气不相顺接，便为厥。厥者，手足逆冷是也。"

㉒ 肺以通气：指肺主气，有通调阴阳之气的功能。

㉓ 肾以泄气：可以从两方面理解，一指肾主二阴的功能，二指肾为真阴真阳之宅，并将真阴真阳之气布散于全身的功能。

㉔ 心以役气：指心主血，主阴阳之气推动血液运行的功能。役，役使。

㉕ 与：相同。下文"脾独不与"之"与"同此。

㉖ 常：指五常，即仁、义、礼、智、信。

㉗ 不泄不役：儒雅堂本、千顷堂本作"不役不泄"，可参。

㉘ 心虚：心气虚。气入：邪气侵入。荡：动摇，此指心神荡散不安。

㉙ 日：日益，一天一天地。

㉚ 乌乎：大观本作"呜呼"。乌，通"呜"。

㉛ 兹：儒雅堂本、千顷堂本作"此"，义同。

㉜ 与：日本延宝本、儒雅堂本、千顷堂本均作"欤"。与，通"欤"，句末语气词，表示感叹。

平脉①

脉分两手，手分三部，隔寸尺者，命之②曰关，去肘度尺③曰尺，关④前一寸为寸。左手之寸极上，右手之尺极下⑤。

男子阳顺⑥，自下生上，故极下之地，右手之尺为受命之根本⑦。如天地未分，元气浑⑧沌也。既⑨受命矣，万物从土而出，惟⑩脾为先，故尺上之关为脾；脾土⑪生金，故关上之寸为肺；肺金生水，故自右手之寸，越左手之尺为肾；肾水生木，故左手尺上⑫关为肝；肝木⑬生火，故关上之寸为心。

女子阴逆⑭，自上生下，故极上之地，左手之寸为受命之根本。既受命矣，万物从土而出，惟脾为先，故左手寸下之关为脾；脾土生金，故关下之尺为肺；肺金生水，故左手之尺，越右手之寸为肾；肾水生木，故右手寸下之关⑮为肝；肝木生火，故关下之尺为心。男子右手尺脉常弱，初生微眇⑯之气也；女子尺脉常强，心火之位也；非男非女之身，感以妇人，则男脉应胗⑰，动以男子，则女脉顺指，不察乎此，难与言医。

同化五谷⑱，故胃为脾府，而脉从脾；同气通泄，故大肠为肺府，而脉从肺；同主精血，故旁光⑲为肾府，而脉从肾；同感交合⑳，故小肠为心府，而脉从心；同以脉为窍，故胆为肝府，而脉从肝。 澄㉑生当后世传其言而已，尔初决㉒其秘，发㉓悟后人者，非至神乎！ 体修长者脉疏㉔，形侏儒者脉戚㉕。 肥人如沉㉖，而正沉者愈沉㉗；瘦人如浮，而正浮者愈浮。 未烛斯理㉘，曷㉙愈众疾？ 表里多名㉚，呼吸定至㉛，抑皆末也㉜。 世俗㉝并传，兹得略云尔㉞。

【校注】

① 本篇论述了寸口诊脉法部位的划分，以及因男女不同，"脉有顺逆"的道理，说明了应候五脏的理论根据、脏腑脉的从属关系及体质差异所表现的不同脉象。
本篇提出的"男子阳顺，自下生上""女子阴逆，自上生下"的观点，承袭了《内经》《难经》中"脉有逆顺，男女有恒"的理论，并参合了男女、左右、上下、升降等相互对立的阴阳概念。 但《内经》《难经》是通过对男女脉象的不同方面进行比较而论逆顺的，如"男子尺脉恒弱，女子尺脉恒盛"为顺，反之"男得女脉，女得男脉"为逆。 而本篇所言逆顺，是指男女寸口脉位的划分不同，即男子阳顺，脉位自下而上相生；女子阴逆，脉位自上而下相生。 这种观点不同于《内经》《难经》，但也未见载于其他医籍，有待进一步研究。
关于"不男不女"的"畸形人"的脉象，感以女子则见男脉，动以男子则见女脉，为本书首先提出，进一步补充了前人的脉学理论。

② 命之：千顷堂本作"名"。

③ 度（duó 夺）尺：揣度尺部。 尺，大观本、广百川本作"人"。 度，推测。

④ 关：广百川本作"门"。

⑤ 左手之寸极上，右手之尺极下：左手寸脉为阳中之阳，主候人体上部的疾病；右手尺脉为阴中之阴，主人体下部的疾病。 即后世说的"上以候上，下以候下"。

⑥ 男子阳顺：男子属阳，脉顺生。

⑦ 右手之尺为受命之根本：褚澄认为，右手的尺部是人体生命的重要部位。 根据

《难经》"命门者，诸精神之所舍，原气之所系"的说法，"受命之根本"应理

解为"命门"较妥。

⑧ 浑：儒雅堂本、千顷堂本均作"混"，义同。

⑨ 既：已经。

⑩ 惟：只。 儒雅堂本、千顷堂本均作"唯"，义同。

⑪ 土：千顷堂本作"上土"，误。

⑫ 上：日本延宝本、四库全书本、千顷堂本、大观本均作"上之"，当从。

⑬ 木：大观本作"水"，误。

⑭ 女子阴逆：女子属阴，脉逆生。

⑮ 寸下之关：日本延宝本作"之寸下关"，误。 下之，儒雅堂本、大观本作

"下"。

⑯ 眇：同"渺"，远，高。 日本延宝本、儒雅堂本、千顷堂本均作"渺"。

⑰ 胗：同"诊"，察看，诊察。

⑱ 同化五谷：指脾与胃共同腐熟运化水谷的功能。

⑲ 旁光：通"膀胱"。 四库全书本作"膀胱"。

⑳ 同感交合：指心阳下助小肠分清泌浊，小肠上济泌别津液注于心的相互影响、相

互配合的生理功能。 感，感应，影响。

㉑ 澄：褚澄的自称。

㉒ 决：儒雅堂本、千顷堂本作"抉"，当从。 抉，揭示。

㉓ 发：日本延宝本脱。

㉔ 体修长者脉疏：身体高大的人，诊脉部位（寸、关、尺）间隔较远。 修，高。

疏，疏远，稀。

㉕ 形侏儒者脉蹙（cù 醋）：身体矮小的人，诊脉部位（寸、关、尺）间隔较近。

侏儒，身材异常矮小。 蹙，紧缩，引申为近。

㉖ 肥人如沉：指肥胖的人平脉就略显沉。

㉗ 正沉者愈沉：脉象原本就沉的肥胖之人，一旦出现沉脉，脉象就会变得更沉。

㉘ 未烛斯理：不明白这个道理。 烛，明白。

㉙ 曷（hé 何）：怎么。

㉚ 表里多名：脉象有"七表八里"等许多名称。表里，"七表八里"的简称。

㉛ 至：千顷堂本作"止"，可参。

㉜ 抑皆末也：然而这些都是不重要的问题。抑，作连词，表示轻微转折。

㉝ 世俗：指当时流行的说法，即"七表八里""呼吸定至"这些脉学理论术语。

㉞ 尔：儒雅堂本、千顷堂本作"尔耳"。

津　润①

　　天地定位，而水位乎中，天地通气，而水气蒸达，土润膏滋，云兴雨降，而百物生化。

　　人肖②天地，亦有水焉。在上为痰③，伏④皮为血，在下为精。从毛窍出为汗，从腹肠出为泻，从疮口出为水。痰尽死⑤，精竭死，汗枯死，泻极死。水从疮口出不止，干即死。

　　至于血充目则视明，充耳则听聪，充四肢则举动强⑥，充肌肤则身色白⑦。渍⑧则黑⑨，去则黄⑩；外热则赤，内热则上蒸喉⑪；或⑫下蒸大肠，为⑬小窍。喉有窍则咳血⑭，杀人；肠有窍则便血，杀人；便血犹可止，咳血不易医。喉不停物，毫发必咳，血渗入喉，愈渗愈咳，愈咳愈渗。饮溲溺⑮则百不一死，服寒凉则百不一生。血虽阴类，运之者，其和阳⑯乎。

【校注】

① 本篇论述了津液在人体中的不同存在形式和有关生理、病理变化情况。篇中论述的气血津液辨证的思想，与后面的《精血》篇有密切联系。本篇认为津液在人体的不同部位、不同条件下，可表现为痰、血、精、汗等物质形式，应通过观察这些物质在病理条件下的表现，来判断疾病的预后情况。并在《内经》的理

论基础上，论述了血的生理功能，结合诊断和病机做了进一步的阐发。其中对咳血、便血做了精辟的分析，《四库全书总目提要》称赞其为"论吐血、便血，饮寒凉百不一生，尤千古之龟鉴"。后世医家多师其法，如葛可久的《十药神书》、黄承昊的《折肱漫录》、叶天士的《临证指南医案》等书中皆可查及。

② 肖（xiào 笑）：像，似。

③ 在上为痰：水液停聚在上焦，肺失宣降，则蕴蒸为痰。

④ 伏：依上下文，疑为"在"。

⑤ 痰尽死：张景岳说："痰即人之津液，无非水谷之所化。"因此，吐痰过多就会耗伤津液，严重者可危及生命。

⑥ 强：强劲有力。

⑦ 白：润泽。

⑧ 渍：沉浸，此指瘀滞。日本延宝本作"溃"，疑非。

⑨ 黑：血瘀滞导致的皮色紫暗。

⑩ 去则黄：失血则皮色发黄。去，失去。

⑪ 喉：喉属肺系，这里理解为肺系或肺较恰当。

⑫ 或：儒雅堂本、千顷堂本脱。

⑬ 为：造成。

⑭ 咳血：此指肺痨引起的咯血症状。

⑮ 溲溺（niào 尿）：均指小便。方家称小便为"回生汤""还原酒"。千顷堂本作"溺溲"。

⑯ 和阳：即平和的阳气。

分　体①

　　耳、目、鼻、口、阴、尻②，窍也；臂、股、指、趾③，肢也；双乳、外肾④，关⑤也；齿、发、爪、甲，馀⑥也；枝指⑦、旁趾⑧，附⑨也。养耳力者常饱⑩，养目力者常瞑⑪，养臂指者常屈伸，养股趾⑫者常步履⑬。夏脏宜凉⑭，冬脏宜温⑮，背阴肢末，虽夏宜温，胸包心火，虽冬难⑯热。热作肿而窍塞，血不行而肢废。馀，有消长无疾痛；附⑰，有疾痛无生死；关，有生死疾痛无消长。有消长疾痛生死者，疣瘤而已。

【校注】

① 本篇从人体外观，把人体分为肢（四肢）、窍（七窍）、关（双乳、外肾）、馀（齿、发、爪、甲）、附（枝指、旁跂）五体，这种分体法虽然简单，但注意到了人体生理和病理两个方面，其命名也有一定的意义。尤其是对乳房、睾丸与人体生命相关的认识和对疣瘤既有消长疼痛又与生死相关的认识，均有一定的学术价值。

② 阴、尻（kāo）：前后二阴。阴，指前阴。尻，骶骨部位，这里指后阴。

③ 趾：儒雅堂本、千顷堂本作"跂（qí 齐）"，误。

④ 外肾：旧时称睾丸为外肾。清·黄六鸿《福惠全书·刑名·检肉尸》："小

腹、阴囊、外肾、玉茎。"

⑤ 关：要塞。 足厥阴肝经过乳房、绕阴囊。 乳房、阴囊皆属于肝经的重要部位，故称二者为关。

⑥ 馀：齿为骨之馀，发为血之馀，爪、甲为筋之馀，故四者称为"馀"。

⑦ 枝（qí 齐）指：即歧指，多出的手指，即一手六指。 枝，通"歧"。 儒雅堂本、千顷堂本作"枝肢"，误。

⑧ 趾：儒雅堂本、千顷堂本作"跂"，当从。 跂，多出的脚趾，即一足六趾。

⑨ 附：附着，增益。 因多出的手指和足趾一般多附着在手足旁边。

⑩ 饱：满足。 此作厌闻杂音讲。

⑪ 养目力者常瞑：保护视力的人常常闭目养神。 闭目则神气不散，精气内聚，精气和神气可上达于目，因而视力良好。

⑫ 趾：儒雅堂本、千顷堂本作"指"。

⑬ 步履（lǚ）：行走。

⑭ 夏脏宜凉：在夏天治疗五脏病，适宜用凉性药物，即 "用寒远寒"。

⑮ 冬脏宜温：在冬天治疗五脏病，适宜用温性药物，即"用热远热"。

⑯ 难：通"戁（nǎn 赧）"，恐惧。

⑰ 附：儒雅堂本、千顷堂本作"咐"，误。

精　血①

饮食五味，养髓、骨、肉、血、肌②、肤、毛、发。男子为阳，阳中必有阴，阴中之数③八，故一八而阳精升④，二八而阳精溢⑤。女子为阴，阴中必有阳，阳之中数七，故一七而阴血升，二七而阴血溢。阳精阴血⑥，皆饮食五味⑦之实秀⑧也。方其升也⑨，智虑开明，齿牙更始，发黄者黑，筋弱者强，暨其溢也⑩。

凡充身、肢体、手足、耳目之余，虽针芥之沥⑪，无有不下，凡子形肖⑫父母者，以其精血尝于⑬父母之身无所不历⑭也。是以父一肢废则子一肢不肖其父，母一目亏则子一目不肖其母，然雌鸟牝兽⑮，无天癸⑯而成胎者，何也？鸟兽精血，往来尾间⑰也。精未通而御女⑱，以通其精，则五体⑲有不满之处，异日⑳有难状之疾。阴㉑已痿而思色，以降其精，则㉒精不出，内败，小便道涩而为淋；精已耗而复竭之，则大小便道牵疼，愈疼则愈欲大小便，愈便则愈疼㉓。女人天癸既至，踰十年无男子合则不调，未踰十年思男子合亦不调，不调则旧血不出，新血不生㉔，或溃而入骨㉕，或变而之肿，或虽合而难以㉖。合男子多则沥枯虚人，产乳众则血枯杀人，观其精血，思过半㉗矣。

【校注】

① 精血，指男精女血。 本篇以男精女血生化盈亏之理辨识疾病本源，提出男女早
婚或过度晚婚及产育过多对身体健康均有一定的影响，是颇有见地的。 对此，
历代医家不乏其论，如《慎柔五书》就有"男女失合证"的论述。 文中关于
"子形肖父母"原因的论述，是我国医学史上关于人类遗传问题的早期描述。
这些论述对我们研究古代医学思想将有所裨益。

本篇与《津润》篇、《问子》篇可前后互参。

② 血、肌：儒雅堂本、千顷堂本作"肌、血"。

③ 阴中之数：四库全书本作"阴之中数"，当从。

④ 升：生，生发。 下同。

⑤ 溢：满溢，流出来。

⑥ 阳精阴血：儒雅堂本、千顷堂本作"阴血阳精"。

⑦ 味：大观本作"谷"，可参。

⑧ 实秀：精华。

⑨ 方其升也：谓正当阴血阳精开始生发时候，即女子七岁、男子八岁的时候。

⑩ 暨其溢也：到女子十四岁、男子十六岁时。

⑪ 针芥之沥：小如针尖、芥子的点滴精血。 芥，本指小草，此作微小讲。 沥，液
体的余滴。

⑫ 形肖：大观本、广百川本作"肖形"。 形肖，长得与……相似。

⑬ 尝于：来自。

⑭ 历：遍及。

⑮ 雌鸟牝（pìn 聘）兽：雌性的鸟兽。 牝，雌性。

⑯ 天癸，即元阴、肾精，是促进生殖功能的一种物质。 癸，五行中属阴水，此指
女子月经。

⑰ 往来尾间：四库全书本作"往来尾闾"，儒雅堂本、千顷堂本作"尾间往来"。

⑱ 御女：指与女子性交。

⑲ 五体：指《分体》篇中所说的"窍、肢、关、馀、附"五体。

⑳ 异日：他日，指以后的日子。

㉑ 阴：阴器，指外生殖器。

㉒ 则：儒雅堂本、千顷堂本作"其"，义胜。

㉓ 愈便则愈疼：日本延宝本无"愈便则"三字。

㉔ 不生：他本均作"误行"，可参。

㉕ 渍而入骨：沉浸到骨髓。渍，日本延宝本作"溃"，误。

㉖ 难以：儒雅堂本、千顷堂本作"无子"，广百川本、四库全书本作"难子"，可参。

㉗ 思过半：谓已领悟大半。语出《周易·系辞下》。孔颖达疏："能思虑有益，以过半矣。"

除　疾①

　　除疾之道②，极其候证③，询其嗜好，察致疾之由来，观时人之所患④，则穷⑤其病之始终⑥矣。　穷其病矣⑦，外病疗内⑧，上病救下⑨。　辨病脏之虚实，通病脏之母子⑩，相⑪其老壮，酌其浅深⑫，以制其剂，而十全上功至焉⑬。　制剂独味为上，二味次之，多品为下。　酸通骨，甘解毒，苦去热，咸导下，辛发滞。　当验之药⑭，未验切戒亟⑮投，大势⑯既去，余势不宜⑰再药⑱。　修而肥⑲者，饮剂丰；羸⑳而弱者，受药减。

　　用药如用兵，用医如用将。　善用兵者，徒㉑有车㉒之功；善用药者，姜有桂㉓之效。　知其才智，以军付之，用将之道也；知其方伎㉔，以生付之，用医之道也。　世无难治之疾，有不善治之医；药无难代之品㉕，有不善代之人。　民中绝命㉖，断㉗可识矣。

【校注】

① 本篇对治病方法做了比较全面的论述，如探求致病的原因、辨识脏腑的相互关系、因人因病用药的原则。　强调要熟练掌握药物的疗效，力求用药少而精等。不仅注重病人的个体情况，而且注意掌握群体情况。　这些观点在临床上均有指导意义。

另外，本篇提出"世无难治之疾，有不善治之医"的观点，无疑是进步的，给后人以深刻的启示。

② 除疾：治病。 道：原则，规律。

③ 极：穷尽，此谓透彻了解。 候证：证候表现。

④ 时人之所患：当时人们所患的流行病。

⑤ 穷：动词，尽，此谓完全掌握。

⑥ 始终：指病的来龙去脉。

⑦ 穷其病矣：儒雅堂本、千顷堂本脱。

⑧ 外病疗内：体表的疾病，从内脏着手治疗，即通过调整内脏的功能去治疗体表的疾病。

⑨ 上病救下：在上的疾病，从下部着手治疗。

⑩ 母子：指五行生克中的相生关系。

⑪ 相：动词，察看。

⑫ 浅深：指病情的轻重。

⑬ 十全上功至焉：当作"十全上工至焉"。 日本延宝本作"十全上工至矣"。"十全上工"指技术完善的上等医生。 后世有成语"十全上工""上工十全"。 典出《周礼·医师章》。

⑭ 当验之药：应当验证其效用的药物。 验，验证，检验。

⑮ 亟：大观本作"急"。

⑯ 大势：指主要病证。

⑰ 宜：儒雅堂本、千顷堂本作"可"。

⑱ 再药：再次给药。

⑲ 修而肥：身体高大而肥胖。

⑳ 羸（léi 雷）：瘦弱。

㉑ 徒：步兵。

㉒ 车：车兵，这里指乘坐战车的军队。

㉓ 姜：指干姜。 桂：指桂枝。

㉔ 方伎：儒雅堂本、千顷堂本作"方技"，指医疗技术。 伎，同"技"。

㉕ 难代之品：难以代替的品种。

㉖ 绝命：绝命之证，即死证。

㉗ 断：一定。

审　微①

　　疾有误凉②而得冷，证有似是而实非，差之毫厘③，损其寿命。《浮栗经·二气篇》④曰："诸泻皆为热⑤，诸冷皆为节⑥，热则先凉脏，冷则先温血。"《腹疾篇》⑦曰："干痛有时⑧当为虫，产余刺痛皆变肿⑨。"《伤寒篇》⑩曰："伤风，时疫，湿⑪暑，宿痰，作⑫疟，作疹，俱类伤寒。　时人⑬多疟，宜防为疟；时人多疹，宜防作疹。　春瘟⑭、夏疫，内证⑮先出。　中湿、中暑，试以苓、术，投之发散剂，吐汗下俱至。　此证号⑯宿痰，失导必肢废。　嗟乎！　病有微而杀人，势⑰有重而易治，精微区别，天下之良工哉。"

【校注】

① 本篇以寒证和热证为例，论述了疾病的发生和治疗的方法，探讨了其中的精微哲理。　作者把伤风、时疫、湿暑、宿痰、疟疾、麻疹等疾病，划入伤寒类畴，显然是本于《难经》之旨。　并针对时人"多疟""多疹"的情况，提出了积极防治流行病和传染病的观点，十分可贵。　文中提出的"中湿、中暑，试以苓、术，投之发散剂"方法，不仅可使湿随热邪从表而解，且可使入里之湿邪由脾运化而下渗，湿去热孤，病则易愈。　这种表里双解法对后世颇有影响。　作者还提

出了"病有微而杀人，势有重而易治"的精辟见解，告诫人们要"精微区别"，

即精心区别疾病的细微差别。 这些观点对后世均有指导意义。

② 凉：大观本作"涼"。 涼，"凉"的异体字。 下同。

③ 差之毫厘：差别微小。

④ 《浮栗经·二气篇》：《浮栗经》书名，不详。

⑤ 诸泻皆为热：四库全书本作"诸热皆为泻"，当是。

⑥ 节：关键。

⑦ 《腹疾篇》：可能是《浮栗经》中的一篇。

⑧ 干痛有时：腹痛时作时止，而无吐泻症状。 干痛，单纯腹痛。

⑨ 皆变肿：指产后腹部刺痛、浮肿，多由瘀血内聚所致。

⑩ 《伤寒篇》：可能是《浮栗经》中的一篇。

⑪ 湿：日本延宝本作"温"，误。

⑫ 作：发作。

⑬ 时人：当时的人们。

⑭ 瘟：儒雅堂本、千顷堂本作"温"，义胜。

⑮ 证：千顷堂本作"症"，误。

⑯ 证：千顷堂本作"症"，误。 号：称作，叫作。

⑰ 势：指病势。

辨 书①

尹彦成问曰："五运六气，是邪②非邪？"曰："大挠作甲子③，隶首作数志④，岁月日时远近耳，故以当年为甲子岁⑤，冬至为甲子月，朔⑥为甲子日，夜半为甲子时，使岁月日时，积一十百千万，亦有条而不紊也。配以五行⑦，位以五方⑧，皆人所为也。岁月日时，甲子乙丑，次第⑨而及。天地五行，寒暑风雨，仓卒⑩而变，人婴所气⑪，疾作于身。气难预⑫期，故疾难预定；气非人为，故疾难人⑬测。推验多舛⑭，拯⑮救易误。俞、扁⑯弗议，淳、华⑰未稽⑱，吾未见其⑲是也。"

曰："《素问》之书，成于黄岐，运气之宗，起于《素问》。将古圣喆⑳妄邪？"曰："尼父删经㉑，三坟㉒犹废，扁鹊卢出，卢医遂多㉓，尚有黄岐之医㉔籍乎？后书之讬㉕名于圣喆也。"曰："然则诸书不足信邪？"曰："由汉而上有说无方，由汉而下有方无说，说不乖㉖理，方不违义㉗，虽出后学，亦是良师㉘。固知君子之言，不求贫朽㉙，然于武成之策，亦取二三㉚。"

曰："居今之世，为古之工，亦有道乎？"曰："师友良医㉛，因言而识变，观省旧典㉜，假筌㉝以求鱼，博涉㉞知病，多诊识脉，屡用达药，则何愧于古人！"

【校注】

① 本篇以一问一答的形式，阐述了五运六气学说，并讨论了如何正确辨别和阅读医书的问题。 文中指出，书不论古今，只要"说不乖理，方不违义，虽出后学，亦是良师"。 这种辩证地看待问题的观点是正确的。 本篇所倡导的"师友良医，因言而识变，观省旧典，假筌以求鱼，博涉知病，多诊识脉，屡用达药"的治学方法，在今天仍有指导意义。 作者对五运六气学说提出的"后书之托名于圣喆"的疑问有一定道理。 辨书，四库全书本作"辩书"。

② 邪（yé 爷）：疑问语气词，同"耶"。

③ 大挠作甲子：大挠创造干支计时法。《资治通鉴》记载，黄帝"命大挠作甲子"。 大挠，黄帝时的一位大臣。

④ 隶首作数志：隶首制定算数，创立度量衡。《资治通鉴》记载，黄帝"命隶首作数"。 隶首，黄帝时的一位大臣。 志，记述。

⑤ 甲子岁：干支纪年法的第一年用天干的甲、地支的子相配，故称甲子岁。

⑥ 朔：农历的每月初一。

⑦ 五行：指金、木、水、火、土，古人认为这五种物质构成世界万物，中医用五行说明生理、病理上的种种现象。

⑧ 五方：指东、西、南、北、中五个方位。

⑨ 次第：依次。

⑩ 仓卒：即仓猝。 卒，通"猝"。

⑪ 人婴所气：人们感受这种邪气。 婴，感受。 气，指四时不正之气。

⑫ 预：日本延宝本作"人"，可参。

⑬ 人：儒雅堂本、千顷堂本作"预"，可参。

⑭ 舛：差错。

⑮ 拯：日本延宝本作"极"。

⑯ 俞、扁：指上古时俞跗、扁鹊两位名医。

⑰ 淳、华：指西汉时淳于意和东汉华佗两位名医。

⑱ 稽（jī 饥）：考证。

⑲ 其：指代五运六气学说。

⑳ 喆："哲"的异体字。下同。

㉑ 尼父删经：指孔子删六经。

㉒ 三坟：泛指伏羲、神农、黄帝之书。

㉓ 扁鹊卢出，卢医遂多：日本延宝本同此，大观本作"扁鹊后出，卢医遂多"，儒雅堂本、千顷堂本作"扁鹊卢医，晚出遂多"。

㉔ 医：儒雅堂本、千顷堂本作"经"。

㉕ 讬："托"的异体字。

㉖ 乖：违背。

㉗ 义：儒雅堂本、千顷堂本作"议"，可参。

㉘ 师：日本延宝本、儒雅堂本、千顷堂本作"医"。

㉙ 君子之言，不求贫朽：语出《礼记·檀弓上》。此处意为医学著作是在一定的历史条件下产生的，所讲的内容都有所指，因此要具体分析，不能生搬硬套。《礼记·檀弓上》记载了曾子、有子和子游讨论关于孔子"丧欲速贫，死欲速朽"的话，意思是说丢了官希望快穷，死后希望快点腐烂。孔子说的这两句话是有具体时间、具体地点和具体背景的。这两句话是孔子在做官前，见到桓司马用石头做椁为防死后速腐和见到仲孙阅丢官后行贿以求复位时说的，但其本人并非真求"速贫"和"速朽"。丧：指丧失官位。

㉚ 于武成之策，亦取二三：语出《孟子·尽心下》，"尽信书，不如无书。吾于武成，取二三策而已。"意思是说：对书上的东西不可全信，我对《武成》篇只取信一少部分罢了。武成，指《武成》篇，是《尚书》中的一篇，所叙的是武王伐纣之事，今存古文《尚书》本。二三策，指的一少部分。二三，概数。策，竹简。于，儒雅堂本、千顷堂本作"干"，误。武成，千顷堂本作"武诚"，误。

㉛ 师友良医：以良医为师友。

㉜ 观省（xǐng 醒）旧典：阅读研究古代的医学典籍。

㉝ 假筌（quán 全）：借助捕鱼的器具。假，借助。筌，用竹或草编制的捕鱼器具。

㉞ 博涉：广泛阅览。涉，阅览。

问 子①

　　建平王妃姬等，皆丽而无子，择良家未笄女②入御③，又无子。 问曰："求男有道乎?" 澄对之曰："合男女必当其年，男虽十六而精通，必三十而娶;女虽十四而天癸至，必二十而嫁，皆欲阴阳气完实而后交合④，则交而孕，孕而育，育而为子，坚壮强寿⑤。 今未笄之女，天癸始至，已近男色⑥，阴气萌泄⑦，未完而伤，未实而动，是以⑧交而不孕，孕而不育，育而子脆不寿，此王之所以无子也。 然妇人有所产皆女者，有所产皆男者，大王诚能访求多男妇人⑨谋置官府，有男之道也。"王曰："善"。 未再朞生六男⑩。 夫老阳遇少阴，老阴遇少阳⑪，亦有子之道也。

橊李胡继虞写

【校注】

① 本篇论述了男女结婚的合适年龄和生育问题，并指出了早婚的危害。 文中提出的"合男女必当其年，男虽十六而精通，必三十而娶;女虽十四而天癸至，必二十而嫁"的主张，以及对早婚害处的分析，均有一定科学道理，它含有优生学的思想。 文中所讲的"求子之道"，虽有一定的历史局限性，但与现代遗传学的

认识是一致的。

② 未笄（jī 饥）女：日本延宝本作"未笄女"，儒雅堂本、千顷堂本作"女未笄"。指古代不到成年的女子。笄，本指古代盘头用的发簪子，古代女子十五岁为成年，开始插笄束发。十五岁以前叫作"未笄"，十五岁以后叫作"逾笄"。

③ 入御：即入宫作御女，为建平王侍寝。

④ 交合：指男女交媾。

⑤ 强寿：谓身体强健，寿命久长。

⑥ 近男色：与男子性交。

⑦ 阴气蚤泄：阴精过早泄出。蚤，通"早"。

⑧ 是以：因此。

⑨ 多男妇人：多生男孩的妇女。

⑩ 未再朞（jī 饥）：不到两年。再，两次。朞，"期"的异体字。六男，丁介跋中说："其生子六，即延龄、延年辈云。"

⑪ 夫老阳遇少阴，老阴遇少阳：老阳指老年男子，少阴指少年女子，老阴指老年女子，少阳指少年男子。老阳、少阴、老阴、少阳合称为"四象"，都是易学术语，来源于"河图学说"。老、少是用来表示阴阳的盛衰情况。

丁介跋①

　　右②褚澄遗书一卷，初得萧氏父子护其石③，而其书始全，继得僧义堪④笔之纸而其书始存，今得刘继先锓之木⑤而其书始传，亦可谓多幸矣。澄，字彦道，河南阳翟人，宋武帝之甥，尚书左仆射⑥湛之之子⑦，庐江公主之夫，齐太宰侍中录尚书⑧公渊之弟，仕宋自驸马都尉，遍历清显⑨，仕齐至侍中领右军将军，永明元年⑩卒（《南史》云永元元年卒，误也）。

　　东昏侯⑪立其女为皇后，追赠金紫光禄大夫⑫，实永元元年⑬，去其卒时已七十年矣。遗书题其赠官，岂萧广得其椁石，考之史传而附题于前乎？初齐高帝爱子豫章王嶷，自江陵赴都，得疾日臻，帝忧形于色，乃大赦天下，闻澄传杨淳秘方，召澄⑭治，立愈。帝喜甚，擢澄左民尚书以宠之，其守吴郡也。民有李道念，以公事至郡，澄遥见谓曰："汝有奇疾。"道念曰："某⑮得冷疾五年矣。"澄胗其脉，曰："非冷也，由多食鸡子所致，可煮苏一斗⑯服之。"即吐物如升许，涎裹之动，抉⑰涎出视，乃一鸡雏，翅距已具而能走。澄曰："未也⑱，盍⑲服其余药？"从之，凡吐十三枚，疾乃瘳⑳。其妙皆此类也。

　　是书幽眇㉑简切，多前人所未发，而岂徒哉！《问子》篇称建平王，当是澄之妻之姪㉒景素，其生子六，即延龄、延年辈云。

嘉泰元年㉓日南至甘泉寄士㉔丁介跋。

——————

【校注】

① 此跋存于万历本作"后序"，日本延宝本作"跋"，儒雅堂本、千顷堂本作"褚氏遗书后序"，四库全书本作"褚氏遗书跋"。

② 右：上。古书竖排，右为上。

③ 其石：指褚澄的墓石。

④ 僧义堪：即书前写序的释义堪。

⑤ 锓：镌刻，刻板。儒雅堂本作"镂"，误。木：千顷堂本作"本"，误。

⑥ 尚书左仆射（yè 夜）：尚书令副职，相当于副宰相。

⑦ 之子：儒雅堂本、千顷堂本作"二子"，可参。

⑧ 太宰侍中录尚书：以丞相府侍中的身份总领尚书职务。太宰，官名，此指宰相府。侍中，丞相属官，侍从皇帝左右，掌机要。录，总领。尚书，官名，侍从皇帝左右，掌管文书奏章，协助皇帝处理政务，相当于六部级国务大臣。

⑨ 清显：为政清廉且政绩显著。

⑩ 永明元年：公元483年。永明，南朝齐武帝萧赜的年号。

⑪ 东昏侯：南朝齐帝萧宝卷，公元499—501年在位。

⑫ 金紫光禄大夫：官名。光禄大夫掌皇帝顾问应对，加金章紫绶者，称金紫光禄大夫；加银章青绶者，称银青光禄大夫。

⑬ 永元元年：公元499年。永元，东昏侯的年号。

⑭ 澄：儒雅堂本、千顷堂本作"淳"，误。

⑮ 某：自称之词，指代"我"或本名，是旧时谦虚的用法。

⑯ 苏一斗：按史"苏"作"蒜"、"斗"作"升"为是。《南史》作"蒜一升"。

⑰ 抉：剔出，挑开。

⑱ 未也：病没有完全好。

⑲ 盍：何不，兼词。

⑳ 瘳（chōu 抽）：病愈。

㉑ 幽眇：深远高妙。 眇，千顷堂本作"渺"。 眇，通"妙"。

㉒ 姪：同"侄"。 日本延宝本、儒雅堂本、千顷堂本作"侄"。

㉓ 嘉泰元年：公元 1201 年。 嘉泰，宋宁宗赵扩的年号。

㉔ 寄士：寄居他乡的人。

马金后序^①

庐州卫^②武生郑道出示南齐褚澄遗书凡十篇，云得之先世故书中。考之丁介跋尾，当是宋嘉泰初刘继先印本，字画完好如新。金读之既作而叹曰：予少时曾于《宋史·艺文志》见有是书日^③。又见《三元延寿》^④《居家必用》^⑤《养生纂要》^⑥诸书引用其说，往来京师，尝遍阅书肆，博访蓄书之家，求其全本无所得，迄今三十余禩^⑦，始获经目。噫！古书之罕见于世，奚独此哉！

史称澄善医术，以勤谨见知^⑧，没^⑨于永明元年。观是书立论精诣，所谓邃^⑩于医而慎于术者非耶，褚氏子孙以其书入石殉葬，为不朽计，其用心勤矣。意澄平时所自爱重，子孙遵其垂殁之言^⑪而慎藏之欤！虽其遗墓不幸为盗所发，遗书则幸因盗以传也。自是萧广载其石，广子渊复以纳圹^⑫，释义堪录诸策，刘继先又以入梓^⑬，更三数人之手始克流布^⑭当时，盖自永明至嘉泰初，上下七百二十余^⑮年，至于今又几何年，所著之书，久埋而复见，已弃而获存，几绝而仅有，若有神物相^⑯之者。殆与汲冢之《周书》^⑰、昭陵之《义帖》^⑱、石室之《阴符经》^⑲、佛龛之《古文苑》^⑳事相类。

【校注】

① 此序存于万历本作"褚氏遗书后序"，日本延宝本、儒雅堂本、千顷堂本均作"后序"。

② 庐州卫：即庐州府，治所在今安徽合肥市。卫，明代军队编制名。明代于要害地区设卫，一般驻在某地即称某卫，后相沿成为地名。

③ 日：当作"目"。日本延宝本、千顷堂本均作"目"。

④ 《三元延寿》：即《三元延寿参赞书》，元代李鹏飞撰，五卷，见载于《道藏·洞神部》。作者认为：人的寿命，天元六十，地元六十，人元六十，共一百八十岁。此天元、地元、人元即"三元"，若能固精气、起居常、节饮食，则可延寿。

⑤ 《居家必用》：养生著作，撰者不详。

⑥ 《养生纂要》：养生著作，宋·固守中纂集。

⑦ 禩：年。日本延宝本、千顷堂本作"年"。

⑧ 见知：被世人知晓。

⑨ 没：同"殁"，死亡。

⑩ 邃：精通。

⑪ 垂殁之言：临终之言。

⑫ 纳圹：指萧渊遵父遗命，用褚澄的墓石做自己的椁的事情。

⑬ 梓：本指梓木，此指刻板印刷。

⑭ 克：能。流布：流传。

⑮ 上下七百二十余：其后儒雅堂本残脱近300字。

⑯ 相：助。

⑰ 汲冢之《周书》：指晋不準所盗发之古冢之书。因墓在汲郡（今河南新乡市一带），故称汲冢。晋太康二年，汲郡人不準盗发魏襄王墓（或言安釐王冢）得数十车竹书，内有《纪年》《易经》《易繇阴阳卦》《卦下易经》《公孙段》《国语》《名》《师春》《琐语》《梁丘藏》《缴书》《生封》《大历》《穆天子传》

《图诗》，以及杂书《周食田法》《周书》《论楚事》《周穆王美人盛姬死事》等，共计75篇。竹书皆先秦科斗字。晋武帝命荀勖撰次，以为《中经》。原简早已不传。参阅《晋书·束皙传》《荀勖传》。

⑱ 昭陵之《义帖》：著名的昭陵六骏石刻，原来列置在昭陵北面祭坛的东西两庑房内。昭陵：唐太宗墓，在陕西省礼泉县九嵕山，利用山峰凿成。

⑲ 石室之《阴符经》：《阴符经》也称《黄帝阴符经》，作者不详，是道家的经典之一，也是一部古代哲学著作。全篇不足400字，用语多奇，后人称之为石室之秘文。

⑳ 佛龛之《古文苑》：据《四库全书总目提要》等文献载，《古文苑》有21卷，是一部文集，不著编辑者名氏，世传于佛寺经龛中得之，系唐人所藏。所录诗赋杂文自东周迄齐梁，皆史传而不载，《昭明文选》所未取者。

　　欧阳子①云"人之贤者传遂远"，是固然矣。要知②古今载籍，或传或否，皆不可必。人未必皆贤，言未必皆粹，高文钜③册，或散佚无闻；片楮尺素④，或珍袭可考。金石有不足恃，而或出于破家败壁之间；子孙有不可托，而偶得于牧竖⑤、偷儿之手。闵⑥于前或彰于后，盛行于一时，或湮没于万世，莫不有数存焉耳。而物之聚散显晦，固有时哉！然而非圣之书，不经⑦之谈，迂僻恠⑧诞，于事无益，且不可以为训。使有识者见之，必以覆酱瓿制帷帐⑨而投之水火也。今犹不免加灾于木，增垢于石，重为楮墨⑩之费者何限？况乎书坊所刻，大率类家集以徼时名⑪，襃程文以逐时好，日以寖⑫广，求如萧广冀之嗜古，良亦鲜矣。金于此尤所浩叹。

　　窃谓是书，形气血脉之说，明切简备，庶几可为卫生之助，其《平脉》篇有曰：澄生当后世传其言而已尔，初决其秘，发悟后人，澄盖以其所得笔之于书，与天下后世共之也，岂若俚俗医师规规然⑬，因病处方，随证着论，以觊⑭幸于万一者可及哉！乃以元本归郑生录本刊，置郡之景贤亭。其篇第悉因其旧，不敢辄有增损，并附著重刻之由。 如此同知涂君成文，通判陈君、冕成君，传推官许君相旸与割俸赞成^⑮之。 呜呼！ 疾固尼父^⑯所慎医，亦事亲者^⑰所当知，因是书得之难，而欲其传之广，且久必有同区区余意者矣。 庶^⑱斯文之不泯^⑲也。

正德元年^⑳岁在丙寅春丁后二日
赐进士及第中惠大夫知直隶^㉑庐州府事西充马金致齐南坛谨序

【校注】

① 欧阳子：欧阳修。

② 要知：日本延宝本作"要之"。

③ 钜：同"巨"。

④ 片楮尺素：指很少的纸张。

⑤ 牧竖：牧奴；牧童。

⑥ 闭（bì 必）：闭塞。

⑦ 不经：不合规则。

⑧ 恠："怪"的异体字。

⑨ 覆酱瓿制帷帐：喻当作普通之物而随便处置。

⑩ 楮（chǔ 楚）墨：纸与墨，借指诗文或书画。

⑪ 徼（yāo 腰）时名：求取时尚的名声。 徼，通"邀"。

⑫ 寖：同"浸"，渐渐，逐渐。

⑬ 规规然：循规蹈矩的样子。

⑭ 觊：希望得到。

⑮ 割俸赞成：谓拿出自己的俸禄赞助促成此书。

⑯ 尼父：指孔子。

⑰ 事亲者：奉养亲人的人。

⑱ 庶：或许，大概。

⑲ 泯：泯灭，湮没。

⑳ 正德元年：公元 1506 年。 正德，明武宗朱厚照的年号。

㉑ 赐进士及第：明清时期科举最高考试殿试后分三甲出榜，三甲皆称"进士"，一甲赐"进士及第"，二甲赐"进士出身"，三甲赐"同进士出身"。 中惠大夫：爵位名，文职散官的称号，专为封赠用。 知：主持。 直隶：直属京师之地。 明代以南京为南直隶，以北平为北直隶。 此指南直隶。

马金跋^①

　　《南史》澄永元元年^②卒，丁介跋语辨其误，审矣。 然谓澄遥见李道念知有奇疾，令煮苏一斗，服之乃瘳，按史"苏"作"蒜"、"斗"作"升"为是。 岂介偶尔笔误或别有所据耶？世固有举正史氏之误，而不自知其误者亦多矣。 马端临《经籍考》^③，引益国周公之言曰："臣事孝宗奏及《文苑英华》^④，舛误不可读，顷尝属^⑤均倅丁介校正。"今以时代考之，丁倅疑即跋此书者，益国博学名世，乃以校书属之介^⑥，必其识见超绝，非流辈^⑦所及，引证恐不应有误。 姑赘于末简，以俟知者。

　　　　　　　　　　　　　　　　后十有八日金识

【校注】

① 此跋存于万历本、日本延宝本、儒雅堂本、千顷堂本，均作"跋"。

② 永元元年：公元 499 年。 永元，南朝齐东昏侯萧宝卷的年号。

③ 马端临《经籍考》：马端临（约 1254—1323 年），字贵与，号竹洲，饶州乐平（今江西省乐平市）人，宋元之际著名的历史学家，著有《文献通考》《大学集注》《多识录》等。《文献通考》是记述从上古到宋宁宗时的中国古代典章制

度方面的集大成之作，体例别致，史料丰富，评论精辟，《经籍考》是其中的一部分。

④ 臣事孝宗奏及《文苑英华》：参见《文献通考·经籍考七十五》，文字有出入。孝宗，宋孝宗赵昚（shèn 慎）（1127—1194 年），宋太祖七世孙，南宋第二位皇帝（1163—1189 年在位）。《文苑英华》，北宋四大部书之一，文学类书。 宋太宗赵炅命李昉、徐铉、宋白及苏易简等二十余人共同编纂，于雍熙三年（986 年）完成。

⑤ 属：同"嘱"，嘱托。 下文"属"同。

⑥ 介：指丁介。

⑦ 流辈：常流之辈。

李暹跋[①]

予赏观历代名医图，因有以知公之姓氏；选名医杂著药方，因有以知公之技能。今见所遗之书，则又有以知公之心术，默通造化妙用之理矣。《齐史》称褚澄望色辨症[②]，投剂如神，与卢扁、华佗比肩[③]，岂欺我哉！若夫是书之作，收藏显晦俱备于前后，序又载焉，予不复赘。

嘉靖四年[④]春日滑台李暹德进谨跋

延宝元癸丑年[⑤]仲冬吉日　　吉田四郎右门卫

【校注】

① 此跋存于日本延宝本，作"跋褚氏遗书后"。

② 辨症：当为"辨证"。

③ 比肩：并肩。

④ 嘉靖四年：公元 1525 年。嘉靖，明世宗朱厚熜的年号。

⑤ 延宝元癸丑年：公元 1673 年，这一年是农历癸丑年。延宝，日本灵元天皇的年号。

程永培跋①

　　兹书世传甚少，间有抄本，讹讹相仍，不仅鲁鱼亥豕②而已。今人不能解，故不敢读，久则置之不问矣。业医而见此书者，十不一二。余得马致斋刻本，校勘颇密，虽有误字，彼于医理药性，未深谙耳。遂与友人古杭陆君琛紫，一一订正，而付之梓。篇中所论，悉皆洞彻。至问子一法，尤得元奥③，世人欲子④而娶破瓜之女⑤，则将逞其淫泆之志，固未尝以求嗣为念也。其平脉一则，说极创辟，窃有疑焉。以寸关尺三部，配五脏，男顺候而女倒候⑥，考之《灵》、《素》，仲景既无此说，即后世诸名家，亦未有宗其说者，岂褚公独得之秘耶？培因是书之刊布，敢望海内高明，有以示之。

瘦樵程永培⑦跋

【校注】

① 此跋存于儒雅堂本、千顷堂本，均作"程永培跋"。

② 鲁鱼亥豕：谓古书文字形近而容易书写错误。

③ 元奥：玄奥。元，通"玄"。因避康熙帝玄烨讳，改"玄"为"元"。

④ 欲子：欲得子，想要生儿子。

⑤ 破瓜之女：不是处女的女人。

⑥ 男顺候而女倒候：指《平脉》篇讲的男女诊脉分属五脏的道理。

⑦ 瘦樵程永培：程永培，字瘦樵，元和（今江苏省苏州市）人，清代医家。 曾校

　　勘《六醴斋医书》10 种，计 55 卷。

附：相关史料

《南齐书》

　　澄，字彦道。 初，湛之尚始安公主，薨，纳侧室郭氏，生渊，后尚吴郡公主，生澄。 渊事主孝谨，主爱之，湛之亡，主表渊为嫡，澄尚宋文帝女庐江公主，拜驸马都尉。 历官清显，善医术。 建元中，为吴郡太守。 豫章王感疾，太祖召澄为治，立愈。 寻迁左民尚书。 渊薨，澄以钱万一千，就招提寺赎太祖所赐渊白貂坐褥，坏作裘及缨，又赎渊介帻犀导及渊常所乘黄牛。 永明元年，为御史中丞袁彖所奏，免官禁锢，见原。 迁侍中，领右军将军，以勤谨见知。 其年卒。 澄女为东昏皇后。 永元元年，追赠金紫光禄大夫。

（《南齐书》第二十三卷）

《南史》

澄，字彦道，彦回弟也。 初湛之尚始安公主，薨，纳侧室郭氏，生彦回。 后尚吴郡公主，生澄。 彦回事主孝谨，主爱之。湛之亡，主表彦回为嫡。 澄尚宋文帝女庐江公主，拜驸马都尉。历官清显，善医术。

建元中，为吴郡太守。 百姓李道念以公事至郡，澄见谓曰："汝有重疾。"答曰："旧有冷疾，至今五年，众医不差。"澄为诊脉，谓曰："汝病非冷非热，当是食白瀹鸡子过多所致。"令取苏一升，煮服之。 始一服，乃吐出一物，如升，涎裹之动，开看是鸡雏，羽翅爪距具足，能行走。 澄曰："此未尽。"更服所余药，又吐得如向者鸡十三头，而病都差，当时称妙。 豫章王感病，高帝召澄为疗，立愈。 寻迁左户尚书。

彦回薨，澄以钱一万一千就招提寺赎高帝所赐彦回白貂坐褥，坏作裘及缨，又赎彦回介帻犀导及彦回常所乘黄牛。 永明元年，为御史中丞袁彖所奏，免官禁锢，见原。 迁侍中，领右军将军，以勤谨见知。 澄女为东昏皇后。 永元元年卒，追赠金紫光禄大夫。

（《南史》第二十八卷）

《钦定四库全书·褚氏遗书·提要》

臣等谨案：《褚氏遗书》一卷，旧题"南齐褚澄撰"。澄，字彦道，阳翟人，褚渊弟也。尚宋文帝女庐江公主，拜附马都尉。入齐，为吴郡太守，官至左民尚书、右军将军。事迹具《南齐书·本传》。是书分受形、本气、平脉、津润、分体、精血、除疾、审微、辨书、问子十篇，大旨发挥人身气血阴阳之奥。《宋史》始著于录，前有后唐清泰二年萧渊序，云："黄巢时，群盗发塚，得石刻弃之，先人偶见，载归。后遗命，即以褚石为椁。"又有释义堪序，云："石刻得之萧氏塚中，凡十有九片，其一即萧序也。"又有嘉泰元年丁介跋，称此书初得萧氏父子护其石而始全，继得僧义堪笔之纸而始存，今得刘义先锓之木而始传。所云刘义先者，亦不知何许人。其书于《灵枢》《素问》之理颇有发明，李时珍、王肯堂俱采用之。其论寡妇僧尼，必有异乎妻妾之疗，发前人所未发，而论吐血、便血饮寒凉百不一生，尤千古之龟鉴。疑宋时精医理者所著，而伪托澄以传。其序跋当亦后人所附会。然其言可采，虽赝托不可废也。中颇论精血化生之理，所以辨病源，戒保啬耳。高儒《百川书志》列

之房中类，则其误甚矣。　乾隆四十四年三月恭校上

　　总纂官　臣纪昀　臣陆锡熊　臣孙士毅
　　总校官　臣陆费墀

校注者简介

　　许敬生，男，生于 1945 年，安徽萧县人。 河南中医学院教授。 长期从事中医古代文献和中医药文化的研究。 先后发表学术论文 60 余篇，主编出版了 10 多部医学著作。

　　马鸿祥，男，生于 1982 年，河南修武县人。 中医医史文献硕士研究生。 现为河南中医学院图书馆馆员。